DIETA CHETOGENICA

Sommario

CAPITOLO 1
CHE COS'È LA DIETA CHETOGENICA: STORIA E FONDAMENTI

La dieta chetogenica è uno strumento alimentare molto efficace per dimagrire.

Il meccanismo di cui andremo a parlare non è altro che la capacità del nostro corpo di andare ad attingere ai nostri grassi in assenza dei carboidrati.

L'uso della dieta chetogenica apparso per la prima volta negli anni 20, fu utilizzato da alcuni medici per gestire gli attacchi epilettici non trattabili con altre tipologie di farmaci, per poi essere protagonista sempre più negli anni 90.

Negli anni 60 con l'aumentare di persone affette da obesità, furono tanti gli studi su diete con poche calorie le quali in tempi brevi potessero portare a perdita di peso.
Nacquero sistemi ben precisi che portarono all'assenza totale di carboidrati e all'utilizzo

mirato di proteine in modo tale da non perdere la massa muscolare.

Negli ultimi anni ha ripreso interesse questa tecnica per perdere peso anche dal punto di vista scientifico, in particolare per curare alcune patologie neurologiche, Alzheimer, varie forme di cefalea ed epilessia.

Proprio per la cura di quest'ultima malattia vi furono notevoli progressi. Anche l'antico medico greco <u>Ippocrate</u> aveva notato che quando gli epilettici digiunavano erano molto meno predisposti ad avere crisi epilettiche, ovviamente solo il digiuno non poteva essere considerato una cura idonea.

Durante questi periodi di digiuno Geyelin notò subito che il glucosio nel sangue era in quantità minore e allo stesso tempo quello dei livelli di metaboliti grassi, chiamati chetoni, aumentava.
Per il cervello era più facile servirsi di chetoni piuttosto che di glucosio ed eliminava il rischio

di convulsioni

La Geyelin si impegnò a scoprire come tenere vivo questo procedimento, così negli anni successivi attuò un altro stile di dieta.

La versione iniziale della dieta è stata presente per molti anni per la cura dei bambini malati d'epilessia, poi con l'arrivo di appositi medicinali questo strumento alimentare venne messo da parte.

Nel 1994 la dieta tornò ad essere popolare dopo che un produttore di Hollywood di nome Jim Abrahams l'aveva usata con successo nel trattamento per l'epilessia del figlio.

Dopo aver provato praticamente tutti gli altri trattamenti lui e la sua famiglia trovarono un articolo di un medico dell'ospedale <u>Johns Hopkins</u>.

Il documento spiegava che la dieta cheto era un potenziale trattamento per questa specifica malattia in quei casi dove le medicine non provocavano alcun effetto.

Ben presto Charlie Abrahams passò da avere quasi un centinaio di attacchi al giorno al non averne nessuno senza assunzione di farmaci. Un film e diversi spot sponsorizzati da Abrahams portarono la dieta nuovamente ad essere al centro dell'attenzione.

La Fondazione Charlie è nata per finanziare ulteriori ricerche e fornire informazioni sulle terapie chetogeniche per le famiglie.

Da allora gli studi hanno dimostrato che quasi la metà dei pazienti trattati con la dieta cheto ha visto una riduzione delle convulsioni di almeno il cinquanta per cento.

Il nostro corpo ha vari modi di immagazzinare riserve, la principale quella del tessuto adiposo, in un adulto del peso di 70 kg ammonterebbe circa a 15 kg mentre 0,5 kg di carboidrati. È chiaro che le scorte di zucchero garantiscono energia per un tempo limitato mentre quelle di grassi sarebbero illimitati.

I tessuti immagazzinano energia a seconda della presenza nei substrati nel sangue.
Se il glucosio è sufficientemente presente sarà scelto come elemento primario dai tessuti altrimenti organi e tessuti andranno ad attingere agli acidi grassi, o possono trasformare amminoacidi in zuccheri.

Organi e tessuti non sono in grado di immagazzinare acidi grassi liberi, ma in assenza di glucosio possono utilizzare i corpi chetonici, sostanze che derivano da grassi, che in situazioni normali la loro presenza è bassa ma in altre come digiuni prolungati o non assimilazioni di carboidrati, la loro presenza sarà maggiore.

L'aumento di corpi chetonici nel sangue si definisce chetosi, un procedimento attivato per far fronte alle esigenze del metabolismo e alle basse riserve di cibo.
Tutto questo procedimento alimentare andrà a considerare i lipidi come unica fonte d'energia.

I carboidrati assimilati verranno trasformati in glucosio, in una persona sana le quantità di glucosio sarà di 0,8 grammi per litro, ovvero la glicemia.

Quindi avremo un picco glicemico quando ci nutriremo maggiormente di carboidrati.

Il pancreas per difesa produrrà insulina e porterà il glucosio in eccesso prima alle cellule che se ne nutriranno e poi lo andrà a depositare nel fegato e nei muscoli accumulando glicogeno. Quando queste scorte saranno piene il glucosio verrà trasformato in grasso e depositato su pancia, sedere, fianchi e cosce.

La soluzione per bloccare questi accumuli di grasso sarà ingerendo pochissimi carboidrati. Il corpo avrà così poco glucosio nel sangue e, il nostro organismo per svolgere le sue funzioni vitali sarà costretto ad attingere alle scorte presenti nel fegato e nei muscoli.

Come abbiamo detto in precedenza un'altra

patologia che cura la dieta chetogenica è l'obesità.

I vantaggi che ha prodotto questa tecnica sono molteplici a volte anche in tempi molto brevi, e questo ci supporterà ad essere più motivati verso i nostri obiettivi che raggiungeremo nel breve periodo.

Inoltre il procedimento della chetosi affrontato precedentemente porterà a una riduzione del senso di fame.

Un altro ambito in cui si applica questo metodo è in soggetti i quali richiedono un rapido calo di peso per interventi chirurgici urgenti o per patologie osteo-articolari gravi.

Quindi perché la dieta chetogenica fa perdere peso?
Questa dieta si basa sul fatto che assumendo tanti carboidrati ovvero zuccheri, questi saranno conservati nel nostro organismo come

grassi che porteranno ad un inevitabile aumento di peso.

Cambiando le abitudini, ci impegniamo a indurre il nostro metabolismo a utilizzare i grassi come carburante che produrrà una perdita di peso notevole.

Per raggiungere lo stato di chetosi di cui abbiamo parlato prima si dovrà:

- ridurre il glucosio portato dal consumo di cibi ricchi di carboidrati
- Riduzione di carboidrati porterà l'organismo a consumare i grassi
- In assenza di glucosio, l'organismo brucerà grassi e produrrà chetoni
- Quando i chetoni nel sangue raggiungono una certa quantità si inizierà a perdere peso

In media per il raggiungimento della chetosi ci vorranno un paio di giorni con una quantità circa di 20-50 grammi di carboidrati.

Ci sono dei segnali che ci fanno capire quando abbiamo raggiunto questo stato:

- Alito fruttato, che odora di acetone
- Aumento della sete e frequente bisogno di urinare

Per sapere in modo preciso i valori dei chetoni si possono usare delle strisce reattive che misurano il livello di chetoni nelle urine, anche se il metodo più preciso rimane quello dell'esame del sangue.

Iniziata e seguita correttamente questa dieta porterà risultati desiderati in pochissimo tempo, il processo può essere interrotto facilmente se non siamo rigorosi nel seguire i pochi consigli che troviamo in questo libro, infatti uno sgarro minimo di carboidrati porterebbe al blocco della chetosi.

I risultati ottenuti con questa dieta, anche nel lungo periodo, sono migliori e soprattutto più duraturi di quelli ottenuti da una dieta bilanciata.

Esistono diversi tipi di diete chetogene, differenziate in:

- chetogeniche iperlipidiche e iperproteiche (come la dieta Atkins);
- chetogene iperlipidiche e normo-ipoproteiche (come la
  dieta Atkins modificata per il trattamento dell'epilessia farmacoresistente)
- chetogeniche ipolipidiche e normo proteiche (come la VLCKD,
  utilizzata per il trattamento dell'obesità).

La dieta chetogenica è consigliata in casi di obesità grave, ma anche obesità lieve ma

complicata da altre patologie (diabete tipo II,
ipertensione, dislipidemie, OSAS sindrome
metabolica, artropatie severe). Obesità severa
con indicazione alla chirurgia barbarica
(periodo pre-operatorio); steatosi epatica non
alcolica.

Non è possibile seguire una dieta chetogenica
ad esempio nei casi di gravidanza e
allattamento, disturbi psichiatrici e
comportamentali, abuso di alcol e sostanze
stupefacenti, insufficienza epatica e renale,
diabete di tipo I, infarto miocardico.

La dieta chetogenica è perfetta per dimagrire
senza avere dover rinunciare al buon cibo,
infatti basterà con poche semplici accortezze
scegliere gli alimenti giusti da assumere
giornalmente. Per il raggiungimento della
chetosi sarà necessario assumere grassi al 70-
85 %, proteine al 10-20% e carboidrati al 5-
10%.

Per concludere la dieta chetogenica viene inoltre utilizzata per la cura dei tumori.

Nello specifico il fisiologo Otto Warburg, premio Nobel per la Medicina nel 1931, scoprì che le cellule tumorali utilizzano moltissimo "glicolisi anaerobia" e cioè sono in grado di utsare lo zucchero (glucosio) che è nel nostro sangue, senza passare attraverso l'ossidazione, sia in presenza sia in assenza di ossigeno.

Questa caratteristica conferma che le cellule cancerogene per duplicarsi rapidamente necessitano di grandi quantità di zuccheri, perciò se si riduce la quantità di zucchero a disposizione, si rallenta la loro moltiplicazione. La dieta chetogenica, riduce sensibilmente il consumo dei carboidrati assunti normalmente dal paziente e nello stesso tempo riduce l'assimilazione del glucosio nelle cellule tumorali e diventa quindi uno strumento terapeutico: la dieta come una vera e propria "metabolic cancer therapy".

Nella dieta chetogenica l'apporto calorico dei carboidrati viene sostituito aumentando i grassi che, degradati nel nostro organismo, mutano in corpi chetonici i quali non vengono utilizzati dalla cellula malata.

Usando questo metodo si può affermare che il tumore è messo a "dieta".

Una volta raggiunta la chetosi costringeremo la cellula malata a una situazione di stress metabolico elevato rispetto al tessuto sano, con la diminuzione dell'ossidazione delle cellule sane e l'attivazione di una particolare serie di geni che hanno dimostrato di far diminuire il moltiplicare delle cellule colpite dal cancro.

Questa tipologia di dieta, prima di essere stata sperimentata nel campo della cura dei tumori, è stata utilizzata con un ottimi successi sui pazienti affetti da epilessia ed è un intervento dietetico che, insieme alla chemioterapia, può aumentare li benefici della stessa. La dieta chetogenica è caratterizzata da una drastica diminuzione dei carboidrati, abitualmente in una misura inferiore ai 50 grammi al dì, da un apporto fisiologico di proteine e da un aumento della quota dei grassi ottenuta prevalentemente aumentando gli oli (di oliva o di semi) che si utilizzano per condire gli alimenti.

Da quando questa tipologia di alimentazione ha iniziato a essere utilizzata per alcuni tipi di tumore cerebrale con buoni risultati, sono stati pubblicati in letteratura più di 200 studi sull'argomento che riguardano l'uso della dieta chetogenica nella cura di varie tipologie di tumori, prima, durante e dopo terapia specifica. La dieta chetogenica, di solito, è applicata da singolarmente o in accompagnata da una riduzione delle calorie introdotte dal paziente, questo allo scopo di diminuirei livelli di insulina presenti nel sangue, in quanto essa è un fattore di crescita e di duplicazione di tutte le cellule, e quindi anche delle cellule tumorali.

Attualmente, l'utilizzo della dieta chetogenica appare estremamente promettente per incrementare l'efficienza e l'efficacia della radioterapia e della chemioterapia e per diventare un'arma metabolica estremamente attiva nel trattamento di numerosi tipi di tumore. Gli studi sono però ancora limitati e i risultati contrastanti per le differenti patologie tumorali e per i differenti livelli di malattia. Vi è la necessità di trovare protocolli univoci che possano essere utilizzati per lo specifico tipo di tumore e di terapia che viene utilizzata per il paziente. In questo ambito, il ruolo di operatori sanitari qualificati (dietisti, nutrizionisti) si dimostrerà cruciale per pianificare e organizzare questi specifici protocolli di dieta chetogenica, così da assicurare, oltre alla fondamentale aderenza del paziente allo schema dietetico, un ottimale stato di nutrizione.

CAPITOLO 2
LA DIETA CHETOGENICA E LO SPORT

Per uno sportivo l'obiettivo sarà quello di immagazzinare proteine per il recupero muscolare, dopo la prestazione si entrerà in una situazione simile al digiuno.

Infatti durante la chetogenica o al digiuno infatti, si attivano varie molecole come AMPX, SIRT-1 e PGC1α.

Si tratta di situazioni vantaggiose che daranno benefici dal punto di vista muscolare.

La dieta chetogenica non comporta perdita di forza, infatti quando ci sono giusti apporti di proteine non ci saranno perdite di peso.

Alcuni sport, come il sollevamento pesi o arti marziali, i quali fanno competere atleti con caratteristiche di peso simili, partecipare in categorie inferiori sarà un fattore vantaggioso, visto che si incontreranno avversari meno potenti. Diete ipocaloriche possono causare perdita di massa magra quindi perderemo forza e saremo più deboli, mentre seguire una dieta chetogenica per tre settimane permette di tenere sotto controllo il peso corporeo e nello stesso tempo avere ottimi risultati dal punto di vista aerobico e della resistenza.

Ci sono stati dei vantaggi anche su altri sport dove la potenza è importante, come la ginnastica. Degli studiosi hanno osservato l'andamento di questa dieta su atleti che la utilizzavano per 30 giorni e che si allevano per circa 30 ore settimanali. Grazie a questa dieta gli atleti hanno ridotto massa grassa e peso corporeo ma non hanno perso forza, anzi hanno avuto un incremento muscolare.

Corsa, ciclismo e nuoto sono attività aerobiche dove possiamo avere grandi vantaggi.
Una dieta di quattro settimane può migliorare la prestazione di atleti che praticano sport endurance.
Anche per questi sportivi si avranno risultati non solo dal punto di vista fisico ma anche

l'aumento da parte del muscolo nell'utilizzare acidi grassi come substrati per la produzione di energia, permettendo con poca fatica sforzi prolungati, non intaccando le scorte di glicogeno.

In conclusione possiamo dire che sport e dieta chetogenica è un binomio perfetto se l'atleta vuole raggiungere i seguenti obiettivi:

- Miglioramento corporeo, con riduzione massa grassa
- Miglioramento da parte del muscolo nell'utilizzo dei substrati, in particolare nell'utilizzo di acidi grassi.

Inoltre la dieta chetogenica svilupperà nell'atleta, concentrazione e reattività.

- L'assimilazione di carboidrati non dovrebbe superare i 20-20 gr al giorno, oppure al 5 % delle calorie consumate se i consumi sono molti.
- L'introduzione di proteine è importante per non consumare massa magra, i vari

studi concordano con 1,5 e 2,5 g per kg di peso corporeo dell'atleta. Valori inferiori possono danneggiarne i risultati.

- L'apporto lipidico andrà stabilito dopo aver calcolato la quota giornaliera di carboidrati e proteine, perché dovrà garantire il giusto apporto calorico.
- Apporto di vitamine e Sali minerali potranno essere di grande aiuto per il mantenimento della chetosi, soprattutto di sodio e potassio.
- L'atleta dovrà mantenersi ben idratato perché soprattutto nella fase iniziale la dieta porterà effetti diuretici.
- La dieta dovrà essere pianificata per un periodo abbastanza lungo, tele da permettere un buon andamento della chetosi, nelle prime due settimane ci sarà l'adattamento alla chetosi mentre solo dalla terza settimana raggiungerà l'ottimo andamento.

CAPITOLO 3
SUGGERIMENTI VANTAGGI E FALSE CREDENZE

Come abbiamo detto nel capitolo precedente, la dieta chetogenica fa un uso minimo di carboidrati, un uso moderato di proteine ed elevato dal punto di vista dei grassi.

Questo è l'obiettivo che dobbiamo raggiungere per effettuare la chetosi, infatti in assenza di zuccheri e carboidrati l'unica fonte per il nostro corpo saranno i grassi, tutto ciò porterà ad una perdita di peso.

Questa dieta oltre alla perdita di peso ci darà tanti benefici anche dal punto di vista della salute, ne elenchiamo alcuni:

- Perdita di peso, poiché aiuta a consumare le riserve di grasso.
- Antinfiammatorio, eliminando l'assimilazione di zuccheri durante la nostra giornata, si riducono

notevolmente i rischi di infiammazioni nel nostro corpo

- Diminuzione dei rischi di cancro, una volta raggiunta la chetosi, le cellule del cancro non hanno più risorse di cui nutrirsi, dunque andranno in contro alla morte.
- Aumento della massa muscolare, aumentando i chetoni (struttura simile di amminoacidi ramificati) possono essere utilissimi per la costruzione di massa muscolare
- Riduce l'appetito, riducendo infatti il consumo di carboidrati in automatico si ridurrà anche il senso di fame
- Diminuzione del livello d'insulina, molti studi hanno riscontrato enormi vantaggi per le persone affette a da diabete, i quali sostenendo questa dieta hanno di molto ridotto l'uso di medicinali.

L'alimentazione è alla base di questa dieta, che insieme al riposo ed all'allenamento sarà la nostra chiave per il raggiungimento degli obiettivi desiderati.

Questa dieta raggiungerà obiettivi interessanti se applicata con dello sport.

Un lavoro lungo ed intenso porterà ad un consumo di grassi a livello muscolare e un aumento dei corpi chetonici, questi ultimi sono substrati molto efficienti dal punto di vista energetico e possono garantire molto lavoro muscolare nella stessa quantità di ossigeno consumato rispetto al glucosio, favorendo la prestazione.

Pochi carboidrati e molti grassi

Fare una dieta povera di glucidi e ricca di lipidi aiuta a dimagrire, ma soprattutto, secondo alcuni studiosi, contribuisce a ridurre i rischi di patologie come il diabete e malattie cardiovascolari ed epilessia, solo per citare alcune. La dieta chetogenica incoraggia il consumo di alimenti freschi e naturali, come la carne, il pesce, gli ortaggi e di grassi e oli sani, e prevede al contempo una forte limitazione dei cibi lavorati e ricchi di conservanti. È un regime alimentare sostenibile e piacevole, anche sul lungo termine.

La gran parte degli studi dimostrano che la dieta chetogenica, rispetto ad altri programmi alimentari, aiuta a perdere più peso, ad aumentare i livelli di energia e ad avvertire un senso di sazietà che si protrae più a lungo. Questo sii attribuisce al fatto che buona parte delle calorie proviene dai lipidi, sostanze molto caloriche e a digestione lenta. Perciò chi fa uso di dieta chetogenica si nutrirà meno di calorie, questo perché il senso di sazietà come abbiamo visto è maggiore.

Perché passare a uno stile cheto
Il meccanismo che viene attuato dal nostro organismo in una dieta chetogenica è quello di bruciare prima di tutto i grassi presenti nel nostro corpo. Ciò è vantaggioso per tanti motivi, non ultimo il fatto che i grassi hanno

molte più delle calorie della maggioranza dei glucidi, quindi inducono un consumo giornaliero di cibo molto inferiore, in termini di quantità.

L'organismo consuma con più facilità i grassi immagazzinati, proprio quelli che si vorrebbero eliminare, con l'obiettivo di dimagrire di più. Il regime alimentare basato sui lipidi mantiene costanti i livelli d'energia ed evita bruschi aumenti di glicemia, aggirando gli alti e bassi che si tutto il giorno permette di essere più dinamici e di non sentirsi stanchi.

Oltre a questi benefici, la dieta chetogenica si è dimostrata efficace per:

- Perdere peso, quindi massa grassa.
- Ridurre la glicemia presente nel sangue.
- Aumentare il colesterolo buono (HDL) e diminuire il colesterolo cattivo (LDL); migliorare le funzioni cerebrali.

Andare in chetosi

Con un'alimentazione ricca di carboidrati, l'organismo entra in uno stato metabolico di glicolisi, il che significa semplicemente che dovrà ricavare l'energia corporea in gran quantità dagli zuccheri presenti nel sangue. In tal caso, dopo ogni pasto la glicemia aumenta velocemente causando un aumento dell'insulina, che a sua volta fa immagazzinare grasso corporeo e blocca la combustione del grasso immagazzinato nei tessuti adiposi.

A sostegno del nuovo stile di vita

Quando segui la dieta chetogenica, devi cercare di far capire ai tuoi cari che stai facendo sul serio e che ci sono particolari cibi che hai intenzione di non mangiare.
All'inizio potresti scontrarti con alcune resistenze, ma è normalissimo, visto che quasi tutti sono convinti che sia giusto mangiare tanti carboidrati e ridurre i grassi.
Invece la vita di chi segue questa dieta è

l'esatto contrario.

Concentrati su di te e sui tuoi vantaggi e vedrai che ben presto il tuo corpo e la tua mente cambiare in meglio, attirando l'attenzione delle persone che prima erano scettiche nei tuoi confronti.

Per contro, un'alimentazione povera di glucidi e ricca di lipidi fa entrare l'organismo in uno stato metabolico di chetosi, per cui il grasso corporeo si scompone in corpi chetonici che diventano la prima fonte d'energia. Nei chetosi, l'organismo consuma facilmente i grassi per ricavarne energia, quindi le riserve lipidiche sono sempre consumate. È normale: è un comportamento spontaneo dall'organismo non appena si consumano meno carboidrati.

Quasi tutte le cellule dell'organismo sfruttano i chetoni e il glucosio come risorsa. Ma altre cellule, come quelle presenti in alcune regioni del cervello, che funzionano solo grazie al glucosio; per questa ragione il glicerolo derivante dai grassi alimentari viene trasformato in glucosio dal fegato tramite la gluconeogenesi.

Il principio fondamentale della dieta chetogenica è mantenere costantemente l'organismo in condizione di chetosi nutrizionale. È bene sapere, se si vuole cominciare questo tipo di regime, che per adattarsi totalmente alla chetosi ci vogliono 1-2 mesi.

A questo punto il glucosio immagazzinato nei muscoli e nel fegato, diminuisce, e così anche la ritenzione idrica, mentre aumentano la resistenza muscolare e i livelli generali d'energia corporea. Inoltre, se si esce per poco dallo stato di chetosi assumendo tante quantità di carboidrati, è facile poi ritornarci. Per giunta, quando ci si è adattati, si può aggiungere fino a 50 grammi di glucidi al giorno senza interrompere la chetosi.

Fra i nutrienti ci sono lipidi (acidi grassi) e proteine (aminoacidi) detti essenziali, ovvero che non si possono produrre e sintetizzare dall'organismo, nonostante siano indispensabili per il suo sviluppo e per il suo funzionamento. Non esistono invece carboidrati essenziali.

Per i diabetici

L'eliminazione dei carboidrati è adatta anche per un regime alimentare di una persona affetta da diabete. Anzi, nel caso del diabete di tipo 2 può cambiare la situazione, mentre nel diabete di tipo 1 è utile per avere sotto controllo la glicemia.

Le proporzioni

Come la Piramide alimentare, anche la dieta chetogenica fonda le sue basi sulla proporzione tra i principi nutritivi. È infatti fondamentale avere un giusto equilibrio di macronutrienti per far sì che l'organismo abbia l'energia di cui ha bisogno e non sia povero di grassi essenziali o proteine.

Test della Chetosi

Quando si inizia la dieta chetogenica, è fondamentale capire se e quando si attua la chetosi. Il test, oltre a essere di forte incoraggiamento, permette di capire se si sta avendo costanza nel raggiungimento degli obiettivi o al contrario occorrerà fare qualche modifica.

Una facile prova è quella dell'alito. Dopo alcuni giorni, si potrebbe avere un sapore di frutta acidula o di metallo in bocca. Questo perché, l'organismo crea corpi chetonici: acetone, aceto acetato e beta-idrossibutirrato. L'acetone, in particolare, viene eliminato attraverso l'urina e per via aerea: è questa la causa del particolare sentore dell'alito, che scomparirà nel giro di una settimana.

Un altro metodo più attendibile è il test dei chetoni presenti nelle urine mediante l'uso di strisce reattive in vendita in farmacia a un prezzo decisamente accessibile.
Dovresti eseguire il test al mattino presto, perché la disidratazione notturna può rendere i dati non attendibili.

Più caro ma più preciso un tester che misura i chetoni presenti nel nostro organismo analizzando direttamente il sangue. Ai fini della lettura dei dati, considera che il valore che compare dovrebbe aggirarsi tra 0,5 e 5 millimetri.

Questi test non sono necessari in quanto con il passare delle settimane sarai in grado da solo di capire se stai mangiando in maniera corretta e a. rimanere nello stato di chetosi.

I macronutrienti sono presenti nei seguenti alimenti: grassi, proteine e carboidrati.
Ciascuna tipologia fornisce una determinata

quantità di energia (calorie) per grammo.

- I grassi forniscono circa 9 calorie per grammo.

- Le proteine forniscono circa 4 calorie per grammo.

- I carboidrati forniscono circa 4 calorie per grammo.

Nella dieta chetogenica, dal 65 al 75 per cento delle calorie assunte dovrebbe provenire dai grassi; il 20-25 per cento dalle proteine e il restante 5 per cento dai carboidrati.

Di seguito, le stesse percentuali convertite in grammi in una dieta da circa 2000 calorie al giorno:

Teniamo conto che 2000 calorie sono solo un esempio, in quanto il numero di calorie da consumare al giorno deve basarsi sull'attività fisica che si svolge e sugli obiettivi che si intende raggiungere.

Alcuni dei punti per conoscere le giuste quantità di calorie da assumere sono:

- peso della massa magra attuale, calcolata sottraendo al peso corporeo totale la massa grassa;
- tipo di attività quotidiana: lavoro sedentario o dinamico;
- eventuale attività fisica:

tipo di esercizio (pesi, cardio, entrambi); ore settimanali per tipo d'esercizio;

- obiettivo: perdere peso;
- mantenere il peso raggiunto;
- aumentare la massa muscolare.

Un aspetto positivo della dieta chetogenica è che, per il raggiungimento dei tuoi obiettivi non bisogna analizzare costantemente ogni parametro.

I nutrienti necessari

All'inizio della dieta chetogenica, un fattore molto importante è il consumo di almeno 2 litri di acqua al giorno. Questo perché una volta che vengono tolti molti alimenti lavorati, inizi a consumare cibi naturali e integrali: questo improvviso cambiamento provoca un rapido calo dell'assunzione di sodio.

Inoltre, la riduzione dei glucidi provoca una diminuzione d'insulina che, a sua volta, ordina ai reni di eliminare il sodio immagazzinato in eccesso. Ma la maggiore espulsione di liquidi porta l'organismo a essere carente di sodio e altri elettroliti.

Questo potrebbe causare sintomi come affaticamento, cefalea, tosse, raffreddore e nausea.
Non è da confondere con l'influenza virale e che si chiama così solo perché i sintomi sono analoghi, anche se chiaramente non sono contagiosi né causati da un virus.

Tanti che hanno questi sintomi durante la dieta chetogenica asseriscono che sia nociva e quindi riprendono immediatamente a mangiare carboidrati. In realtà, questa fase della cheto influenza indica che il fisico si sta disintossicando dall'eccesso di carboidrati e alimenti raffinati e si sta riadattando per poter usare i grassi come combustibile.

Scegli cheto

Ora che hai conosciuto le basi di questa dieta della dieta sarai pronto ad iniziare.
Nei prossimi capitoli troverai tutte le informazioni necessarie per seguire avere risultati facili e gratificanti.

Come abbiamo visto nel primo capitolo la dieta chetogenica è stata ampiamente usata a partire dal 1920 come terapia nei casi di epilessia e dagli anni '50 come dieta dimagrante.
Dopo un periodo di oblio, è stata ripresa in considerazioni da alcuni ricercatori per le sue

proprietà benefiche.

Affrontiamo vari falsi miti che hanno accompagnato questa dieta fino ai giorni nostri per capirla meglio e facendola diventare in questo modo il nostro sano stile di vita.

Come gestire la voglia di zuccheri
La chetogenesi fa parte del nostro patrimonio genetico. Ai giorni d'oggi l'impiego della dieta chetogenica dimagrante si scontra con il desiderio del sapore dolce, verso la ricerca dei carboidrati semplici e di quelli complessi. L'industria ha lavorato in questi anni alla creazione di alimenti che pur assomigliando a pane, pasta, biscotti sono invece composti prevalentemente da proteine (con meno di 4 grammi di carboidrati ogni 100 grammi). L'uso di questi prodotti ci può rendere meno dipendenti da prodotti dolci.

Ma i grassi alimentari non fanno male?

La dieta chetogenica nella prima fase è una

normale dieta proteica (800-1000 Kcal massimo/ die: VLCD in relazione al BMI) (apporta tante proteine quanto una qualsiasi altra dieta) e ipolipidica. Ovviamente la produzione di grassi deve essere bassa se lo scopo è il dimagrimento.

Così facendo la produzione di corpi chetonici avverrà dai grassi di deposito.

La seconda premessa è che esiste una dieta chetogenica normo calorica (apporto calorico individuale) nella quale il poco apporto di carboidrati è colmata da un "eccesso" di grassi. Si tratta di un approccio nutrizionale che trova applicazione nel trattamento in Neurologia, delle epilessie refrattarie ai farmaci, di alcune condizioni genetiche come il deficit di GLUT1 e delle cefalee croniche. I soggetti (per lo più bambini) che iniziano questo tipo di dietoterapia devono attenersi scrupolosamente alle regole stabilite dal medico curante e lo devono fare per tutta la vita. La necessità di indurre la produzione di corpi chetonici (ad essi è attribuito il ruolo terapeutico) senza compromettere la crescita dei bambini impone un apporto in grassi che è sensibilmente più alto di quello di una dieta ordinaria.

L'ottimo risultato di questa pratica è ampiamente documentato mentre non si rivelano nei follow-up alterazioni del quadro lipidico plasmatico (con innalzamento del colesterolo LDL, cattivo, o dei trigliceridi) a meno che non ci sia una forte componente di familiarità.

Come dimostrano i dati, l'aumento della patologia dell'obesità ha come unica colpa l'assunzione di carboidrati semplici.

Se da una parte sono tanti coloro che ritengono che la dieta chetogenica possa essere causa di dislipidemia, dall'altra è doveroso chiarire che una buona quota del colesterolo ematico deriva da un processo di sintesi endogena dovuto ad un deficitario metabolismo degli zuccheri/Carboidrati a livello epatico. Se dunque la presenza di colesterolo nei cibi influenza in minima parte la colesterolemia, è vero invece che una dieta caratterizzata dall'alta presenza di zuccheri e dai conseguenti picchi insulinici spinge il fegato a sintetizzare una grande quantità di colesterolo.

Alcuni ricercatori hanno dimostrato che dieta chetogenica è in grado di ridurre i valori ematici di LDL e di trigliceridi e di elevare l'HDL (buono).

La prevalenza di grassi e proteine può causare irritazioni intestinali?

Uno degli "effetti collaterali" della dieta chetogenica è la comparsa di stipsi. Per contrastare l'instaurarsi di questa condizione è importante bere acqua in quantità adeguata (almeno 2 litri al giorno) per tutta la durata della chetogenesi. Importante è anche l'assunzione di fibre alimentari che derivano dalla verdura (la frutta non compare in questo tipo di dieta).

Importante l'assunzione regolare di olio MCT (o olio di cocco) ogni giorno di mattina. Fondamentale bere fino a 2 litri di acqua e/o tisane senza zucchero al giorno Fondamentale assumere integrazione di minerali e vitamine specifici.

C'è spazio per le trasgressioni?

Se in altre diete alimentari dimagranti viene data la facoltà di avere uno o più giorni liberi, la stessa cosa non si può avere con la dieta chetogenica, infatti richiede un rigore assoluto nella fase iniziale di dimagrimento, che risulta essere immediata pur mantenendo un ottimo stato nutrizionale (mantenimento massa magra, migliore equilibrio osmotico cellulare sia di acqua che di nutrienti: si elimina acqua extracellulare in eccesso e grasso partendo da quello addominale. Sarà necessario che passino almeno 3 giorni prima che l'organismo riesca a "capire" che non arrivano più carboidrati e che riesca ad attivare la produzione di corpi chetonici.

È importante non avere sgarri in questo periodo, perché anche un biscotto potrebbe interrompere la chetogenesi e l'unica soluzione sarà iniziare da capo.

L'abolizione della fame:
Tenendo duro all'inizio, dopo i primi giorni e con l'avvio della chetosi, il senso di fame scomparirà.

L'aumento dell'energia fisica e mentale

La dieta chetogenica migliora da subito la permeabilità cellulare, favorendo un corretto utilizzo dei principi energetici, nutrienti, in circolo: l'energia dei grassi utilizzati a scopo energetico è maggiore (9 kcal/gr) rispetto a Proteine e Carboidrati (4 kcal/g.); l'energia immediatamente disponibile è quindi superiore per questo e perché le Proteine ed i Lipidi vengono immediatamente utilizzati per ricostituire massa magra e membrana cellulare (fosfolipidi).

Chetosi o cheto-acidosi?

Tra i detrattori della dieta chetogenica c'è ancora chi sostiene che questa si associ a cheto-acidosi. La chetosi è un meccanismo fisiologico già descritto da Hans Krebs, uno dei padri fondatori della biochimica moderna. In corso di chetosi il pH ematico è stabile. La cheto-acidosi è una patologia che può comparire nel diabete scompensato. In questo caso si ha una sensibile riduzione del pH ematico con rischio di vita per il paziente. Chetosi e cheto-acidosi sono due cose ben diverse.

La dieta chetogenica è iperproteica?

Molti pensano che dieta chetogenica e iperproteica siano la stessa cosa ma in realtà non è corretto.

La dieta chetogenica è normo-proteica (quantità di proteine pari a 1,2-1,5 per kg di peso desiderabile). Nelle diete chetogeniche basate sui soli alimenti le proteine derivano da carne o da pesci magri.

L'uso di integratori con proteine ad alto valore biologico e di miscele lipidiche contenenti solo acidi grassi essenziali ed altre vitamine che ne assicurano il corretto uso metabolico, senza grassi saturi e carboidrati semplici o complessi, permettono di elaborare con assoluta sicurezza diete chetogeniche dimagranti o terapeutiche anche con alimenti naturali. La dieta chetogenica normo calorica, a fini terapeutici è una dieta con pochissimo contenuto di carboidrati (fino a 50gr/die) ed iperlipidica (Acidi Grassi cosiddetti buoni)

La dieta chetogenica arreca danni a fegato e reni?

Non esistono prove del fatto che la dieta chetogenica possa far danno a fegato e a reni. E nell'ultimo periodo che alcuni nefrologi stanno adottando questo regime alimentare anche tra i pazienti con Insufficienza Renale Cronica (IRC).

Le persone con problemi renali presentano allo

stesso tempo obesità e diabete. É proprio l'eccesso di zuccheri circolanti che, causando un danno a livello dei grandi e dei piccoli vasi (macro circolo e microcircolo), finisce con il compromettere la funzione renale.

Consapevoli della relazione di causalità tra obesità ed insufficienza renale, i nefrologi considerano il dimagrimento e la riduzione dei livelli di glicemia una priorità.

Considerando i benefici e rischi di questa dieta, si mettono a favore dio essa.

CAPITOLO 4
IL METODO: TEORIA E PRATICA

La dieta chetogenica si forma da 3 punti fondamentali:

Riduzione dei carboidrati semplici e complessi: gli alimenti composti da glucidi devono essere totalmente eliminati (anche se ciò è praticamente impossibile).
Sono lasciate gli ortaggi, che hanno fruttosio, determinando il calo percentuale dei carboidrati complessi favorendo i semplici (che però ricordiamo essere quantitativamente molto bassi). Questi nutrimenti sono le prime fonti di carburante per il nostro organismo che riducendoli al minimo lo costringono a smaltire il grasso in eccesso. inoltre, i glucidi sono nutrienti che stimolano moltissimo l'insulina (ormone anabolico e ingrassante), la loro moderazione assumerà un significato metabolico importante.

Incremento quantitativo e percentuale (quindi assoluto) dei <u>grassi</u>, e solo percentuale delle <u>proteine</u>, tenendo costante i valori calorici: dopo aver eliminato i carboidrati, e mantenuto costanti le porzioni dei cibi proteici, nello stesso tempo si incrementano solo le quantità dei cibi ad alto contenuto di grassi (<u>oli</u>, <u>semi oleosi</u>, frutti carnosi oleosi ecc.). In teoria, in questo modo si compensa la riduzione calorica del deficit glucidico grazie alla maggior quantità di lipidi. È ovvio che per ragioni di appetito si dovranno aumentare porzioni e frequenza di consumo di cibi che contengono proteine. Alcune proteine servono proprio a conservare la massa grassa. Inoltre molti amminoacidi verranno trasformati in glucosio e avranno un'azione metabolica molto simile ai carboidrati alimentari, mandando in fumo l'effetto sugli enzimi lipolitici e sulla produzione di corpi chetonici.

Produzione di corpi chetonici:

la <u>neoglucogenesi epatica</u> necessaria a sintetizzare glucosio (a partire da certi amminoacidi e dal <u>glicerolo</u>) non è sufficientemente veloce per soddisfare il fabbisogno glucidico giornaliero. Allo stesso modo l'<u>ossidazione dei grassi</u> (strettamente correlata e dipendente dalla <u>glicolisi</u>) "viene interrotta" causando l'accumulo di molecole intermedie dette corpi chetonici. Questi chetoni, che a concentrazioni fisiologiche sono facilmente eliminabili, nella dieta chetogenica raggiungono livelli tali da risultare tossici per i tessuti.

Tossico non vuol dire necessariamente dannoso, bensì "che provoca intossicazione". Questo effetto è chiaramente si distingue con la riduzione dell'appetito, cioè l'effetto anoressizzante sul cervello, nonostante, come il <u>cuore</u>, anche il tessuto nervoso sia parzialmente capace di servirsi si corpi chetonici a <u>scopo energetico</u>.

L'organismo sano è abile a funzionare anche con alte quantità sanguigne di corpi chetonici, eliminando le parti in eccesso dalla filtrazione renale.

Tre sono le categorie di alimenti previsti nella dieta chetogenica: i grassi compresi i formaggi, le proteine le verdure che possono essere completati con integratori

Le verdure: vanno assunte in misura circa 300-500 grammi al giorno scegliendo quelle a basso contenuto di carboidrati come asparagi, funghi e broccoli mentre non bisognerebbe far abuso di cibi vegetali come patate, cereale e ortaggi come carote e piselli perché contengono molti carboidrati.

Le proteine: possono essere assunti derivanti da uova, carne e pesce. Le carni possono essere sia fresche come cacciagione, bistecche, agnello, pollo, salsiccia, tacchino, hamburger sia conservate come speck, prosciutto, pancetta e bresaola.

Il pesce che comprende anche i crostacei può essere salmone, tonno, aringhe, aragosta, gamberi e acciughe.

I grassi: sono previsti sia sotto forma di condimento come olio di oliva, burro, olio di soia, olio di sesamo, strutto sia sotto forma di alimenti veri e proprio come ad esempio quelli derivanti da formaggi.
È fondamentale però fare attenzione a scegliere quei formaggi ricchi di grassi e proteine ma poveri di carboidrati come fiocchi di latti, mozzarella o ricotta.
Anche la maionese può essere consumata.

Gli integratori utili in caso di dieta chetogenica sono quelli che garantiscono la copertura dei fabbisogni idrosalini e vitaminici. Molti lettori penseranno che sia sufficiente mangiare verdura per avere livelli vitaminici e salini nella chetogenica, ma non è così. La verdura è ricca di vitamine, sali minerali e fibre; perciò aumentando l'incremento di verdura ci sarà il rischio di non assorbire alcuni principi nutritivi come il ferro, calcio e altre vitamine. Inoltre è alla base della dieta chetogenica la riduzione dei carboidrati, i quali anche se in valori variabili sono presenti negli ortaggi.

Non può essere illustrato nello specifico il quadro del dosaggio degli integratori salini e vitaminici perché, l'eterogeneità dei prodotti sul mercato, risulterebbe un parametro a dir poco approssimativa e forviante.

Suggerisco quindi di consultare l'etichetta e di apportare un quantitativo giornaliero MASSIMO di integratori a base di sali minerali e/o vitamine pari al 50-80 % del fabbisogno complessivo. Inoltre, si consiglia di scegliere integratori contenenti minerali dall'azione alcalinizzante, come i citrati (potassio citrato, magnesio

citrato, sodio citrato) o
i bicarbonati (bicarbonato di sodio, bicarbonato
di potassio ecc.).

Si consiglia inoltre di assumere almeno due litri
di acqua o comunque liquidi non zuccherati
quindi si possono assumere tè, caffè ma senza
aggiungere zucchero o dolcificante sintetico, la
dieta prevede inoltre il consumo di massimo 2
frutti al giorno e frutta secca come ad esempio
noci, arachidi e condimenti come senape, pepe
e sale.

Per dare un quadro completo si riporta prima
un esempio di alimenti da consumare nelle
diverse fasi del programma e successivamente
un esempio settimanale basato su una donna
di mezza età che svolge un lavoro sedentario e
non pratica attività fisica e attualmente è in
sovrappeso.

<u>FASE UNO O FASE DI SCARICO</u>: quando si eliminano i carboidrati dalla dieta inducendo l'organismo in uno stato di chetosi.

COLAZIONE → in questa fase è possibile abbinare

- 25 – 50 grammi di carboidrati (a scelta fra frutta secca come noci, noccioline, pistacchi oppure pane di segali o ai cereali)
- 30 grammi di grassi (a scelta fra burro, fiocchi di latto o altri formaggi a alto contenuto di grassi e basso di carboidrati)
- Una fonte proteica (a scelta fra 50 grammi di prosciutto crudo, bresaola, speck oppure un uovo)

SPUNTINO DI METÀ MATTINA → a scelta fra i seguenti alimenti per un consumo moderato di carboidrati

- 50 grammi di frutta secano (mandorle, noccioline, pistacchi o arachidi)
- 2 cucchiaini di burro anche di arachidi

PRANZO → deve essere costituito dai seguenti alimenti

- Una fonte di grassi di circa 25 grammi (burro, maionese, olio, panna o altri condimenti a scelta)
- Una fonte proteica di circa 200 – 250 grammi (carne, meglio bianca, come tacchino o pollo oppure pesce come tonno, salmone o trota)
- Una porzione di 100 – 200 grammi di verdura (broccoli, funghi, rucola, fagiolini, insalata mentre da evitare patate, cereali, legumi, carote e piselli perché contengono come detto in precedenza una dose elevata di carboidrati).

SPUNTINO DI METÀ POMERIGGIO →
alternare le proposte di seguito riportare
settimanalmente

- Una modesta fonte di carboidrati
  (carote, piselli o zuppe di cerali/legumi)
- Una fonte di grassi (minimo 50 grammi
  e massimo 100 grammi di formaggio
  come fiocchi di latte, burro o grana)
- Un frullato proteico

CENA → deve essere formata dai seguenti
componenti

- Una porzione di verdure da circa 200
  grammi con le stesse regole viste in
  precedenza
- Una fonte proteica di circa 150 – 200
  grammi (a scelta fra pesce come pesce
  spada, trota, salmone, tonno, oppure
  uova oppure carne o di selvaggina
  come capretto, agnello oppure vitello o
  hamburger meglio non carne bianca in
  quanto già consumata a pranzo)

- Una fonte di grassi intorno ai 20 – 30 grammi (tramite assunzione di condimenti come olio, burro, senape, maionese oppure formaggio o in alternativa carni conservate ad alto contenuto di grassi come bacon, pancetta, lardo mortadella).

FASE DUE O FASE DI RICARICA: è previsto un solo giorno i pasti sono così suddivisi

COLAZIONE

- Una fonte di carboidrati di circa 150 – 200 grammi (pane oppure fette biscottate con marmellate)
- Una fronte proteica (esempio 60 grammi di carne insaccata come bresaola o speck oppure 250 grammi di latte)

SPUNTINO MATTUTINO

- Un frutto di circa 100 grammi e un vasetto di yogurt da 125 grammi

PRANZO

- Una porzione di verdura (in questo caso essendo nella seconda fase possiamo anche mangiare verdure che contengono carboidrati come piselli o carote oltre che le altre verdure che erano già concesse in precedenza)
- Una porzione di grassi di 20 grammi (olio, condimenti vari o parmigiano)
- Una porzione di carboidrati (a scelta tra 80 grammi di pasta, 150 – 200 grammi di pane o 150 grammi di riso)
- Una porzione di proteine di circa 100 grammi (pesce oppure carne con le scelte viste in precedenza prediligendo una cottura alla griglia e carni bianche)

SPUNTINO MERIDIANO → potrai optare tra

- Una porzione equilibrata tra carboidrati e proteine (esempio 150 grammi circa di un'insalata composta da riso/pasta e tonno dove i due elementi si vanno a bilanciare)
- Una porzione di circa 200 grammi di frutta

CENA

- Una porzione di 200 grammi di verdure e come a pranzo possiamo scegliere anche verdure che contengano carboidrati
- Una porzione composta da circa 30 grammi di grassi (burro, senape, maionese e vari condimenti)
- Una porzione di circa 100 grammi di proteine (uova, pesce o carne)
- Una porzione di carboidrati come a pranzo, con le quantità variabili a seconda dell'alimento scelto

Esempio di dieta IPOCALORICA di circa 1300 kcal così suddivise

- Colazione → 15%
- Spuntino di metà mattina → 5%
- Pranzo → 35%
- Spuntino di metà pomeriggio → 5%
- Cena → 35%

PRIMO GIORNO

- Colazione: 200 ml di latte intero e panino con carne di tacchino per un peso complessivo di 140 grammi
- Spuntino: 10 grammi di mandorle
- Pranzo: 300 grammi di zucchine condite con 20 grammi di olio extravergine o burro, 250 grammi di merluzzo cotto al vapore e mezza mela
- Spuntino: 100 grammi di parmigiano o fiocchi di latte
- Cena: 100 grammi di insalata conditi con 2 cucchiai di olio di oliva, una

porzione di pollo di circa 200 grammi
cotta alla piastra o in alternativa in
insalata (a seguire la ricetta) e l'altra
porzione di mela avanzata da pranzo

SECONDO GIORNO

- Colazione: panino con insaccato
  (esempio prosciutto crudo o cotto
  sgrassato) per un peso di 140 grammi e
  un vasetto di yogurt di 200 grammi
  intero. Si consiglia bianco ma in
  alternativa alla frutta no gusti creme.
- Spuntino: 10 grammi di noci
- Pranzo: una porzione di 200 grammi di
  melanzane condite sempre con 20
  grammi di olio o burro in abbinamento al
  salmone al forno circa 150 – 200
  grammi (nel prossimo capitolo la
  ricetta). Per completare il pranzo mezza
  pera.
- Spuntino: 100 grammi di parmigiano o
  fiocchi di latte

- Cena: 100 grammi di radicchio rosso condito con 2 cucchiai di olio, una porzione di 200 grammi di tacchino cotto alla griglia e la porzione di pera avanzata dal pranzo

TERZO GIORNO

- Colazione: panino con insaccato di circa 140 grammi accompagnato da una tazza di latte interno di circa 200 ml
- Spuntino:10 grammi di frutta secca, per variare nocciole oppure in alternativa anche noci o mandorle consumate nei giorni precedenti
- Pranzo: 200 grammi di pomodori freschi conditi con 2 cucciai di olio extravergine di oliva in accompagnamento a 250 grammi di fiocchi di latte (vasetto da 2% di grassi) e per concludere il pasto mezza arancia.
- Spuntino: 100 grammi di parmigiano

- Cena: 200 grammi di carciofi con il medesimo condimento e 2 uova sode. Per finire la porzione di arancia avanzata.

QUARTO GIORNO – RICARICA

- Colazione: 40 grammi di cereali/muesli con frutta secca o disidratata e un bicchiere di succo di arancia senza zuccheri di 250 grammi. Se si ha tempo è raccomandabile preparare da sé la spremuta in quanto più salutare.
- Spuntino: una porzione di 10 grammi di fette biscottate (a scelta se integrali) accompagnate da 5 grammi di miele, anche qui scelto a seconda dei propri gusti.
- Pranzo: oggi solo 10 grammi di olio extravergine in quanto mangeremo 80 grammi di pasta al pomodoro, dove si possono aggiungere 10 grammi di parmigiano grattugiato. A seguire 100

grammi di insalata che mangeremo con 25 grammi di pane. Niente frutta.

- Spuntino: 3 mandarini
- Cena: anche in questo caso avremo a disposizione solo 10 grammi di condimento tra olio e burro in quanto è prevista una porzione di 200 grammi di legumi (fagioli, lenticchie, cereali) con insieme una porzione di finocchi da 200 grammi. Infine 3 mandarini.

QUINTO GIORNO

- Colazione: torniamo al classico regime mangiando un panino con insaccati di 140 grammi accompagnato da un vasetto di yogurt intero da 200 grammi
- Spuntino: 10 grammi di frutta secca
- Pranzo: 200 grammi di melanzane conditi da 20 grammi di olio e 200 grammi di alici marinate. A conclusione mezza pera

- Spuntino: 100 grammi di fiocchi di latte o parmigiano
- Cena: 100 grammi di radicchio condito con 20 grammi di olio in accompagnamento a una bistecca di vitello ai ferri di circa 200 grammi. Per finire la mezza pera avanzata dal pranzo.

SESTO GIORNO

- Colazione: una tazza di 200 ml di latte intero con insieme un panino di 140 grammi sempre con insaccato a scelta (si ricorda di sgrassare il prosciutto sia cotto che crudo o in alternativa consumare carne magra di tacchino)
- Spuntino: 10 grammi di frutta secca
- Pranzo: 250 grammi di calamaretti al sugo preparati utilizzando 20 grammi di olio extravergine di oliva. Ultimare il pasto con mezza mela.

- Spuntino: 100 grammi di fiocchi di latte
  o parmigiano
- Cena: 150 grammi di carne di cavallo o
  sotto forma di carpaccio o di bistecca
  accompagnata da 100 grammi in
  insalata condita con due cucchiai di olio.
  Terminare il pasto con la mezza mela
  residua.

SETTIMO GIORNO

- Colazione: 40 grammi di cereali/muesli
  con frutta secca o disidratata e un
  bicchiere di succo di arancia senza
  zuccheri di 250 grammi.
- Spuntino: 2 fette biscottate con
  marmellata preferibilmente senza
  zuccheri
- Pranzo: 80 grammi di risotto alla zucca
  conditi con 10 grammi di formaggio
  grattugiato. A seguire 100 grammi di
  rucola o lattuga conditi con un cucchiaio
  di olio e 25 grammi di pane.

- Spuntino: 3 clementine
- Cena: 200 grammi di legumi (fagioli, lenticchie, cereali) con insieme una porzione di finocchi da 200 grammi. Utilizzare 10 grammi di olio. Infine 3 mandarini.

Di seguito vediamo una tipologia di dieta chetogenica:

La dieta chetogenica ciclica
La dieta chetogenica ciclica è una dieta che come dice la parola viene svolta tramite ciclo, 5-6 giorni la settimana seguendo un regime alimentare chetogenico e un giorno a settimana di dieta *high carb.*

Cosa significa con un giorno di dieta *high carb*? Una dieta con un apporto di carboidrati dai 400 ai 600 grammi al giorno, in base alla tipologia di atleta.

Questo regime è molto interessante per esempio nelle discipline estetiche, quali il *bodybuilding.*

Di seguito affronteremo la <u>ciclizzazione dei carboidrati</u> e una sua variazione dell'*intake* calorico.

In una specifica dieta chetogenica ciclica, possiamo pensare di alternare giornate con:

- 10-15% di carboidrati;

- 25-30% di proteine;

- 50-60% di lipidi.

Nei giorni ad elevato apporto di carboidrati (*high carb*) possiamo aumentare i carboidrati al 50-60%, con un ripristino dei valori di una dieta normotipo.

Come strutturarla?
I giorni di chetogenica oppure very low carb diet
Con un esempio sarà più facile far apprendere questo concetto, tenendo conto sempre della composizione corporea dell'individuo.

Una dieta ipocalorica da 1600 kcal.

Pensiamo di utilizzare le percentuali appena segnalate di una dieta chetogenica ciclica.

- Carboidrati: 15% del fabbisogno calorico totale. Dopo qualche semplice calcolo avremo 240 kcal proveniente dai carboidrati, per un totale di 60 grammi giornalieri. Abbiamo visto come non sia una vera chetogenica, ma piuttosto una *very low carb diet*.

Se avessimo scelto di stare sul 10% avremmo avuto invece 40 grammi totali di carboidrati al giorno, cioè una dieta chetogenica vera e propria.

Proseguiamo con:

- Proteine: 30%. Otteniamo così un 480 kcal dalle proteine per un totale di 120 grammi di proteine al giorno.

- Grassi: 55%. Otteniamo così 880 kcal provenienti dai lipidi che corrisponderebbero a 98 grammi circa.

I giorni high carb

Nella dieta chetogenica ciclica abbiamo detto che 1-2 giorni saranno *high carb*. Qui siamo di fronte a due opzioni:

- Insieme alle calorie alziamo anche i carboidrati
- manteniamo le 1600 kcal al giorno pur modificando le percentuali.

Esempio 1: aumento calorico e aumento nella percentuale di carboidrati introdotti
Poniamo nei giorni di ricarica uno *shift* calorico da 1600 kcal a 2000 kcal con i macronutrienti tipici di una dieta normotipo: **55-15-30**.

- Carboidrati: 55%. La persona sottoposta a questo metodo ipoteticamente assumerà 1100 kcal dai carboidrati, cioè 275 g di carboidrati al giorno.

- Proteine: 15%. avrà un *intake* di 300 kcal che corrispondono a 75 grammi di proteine.
- Lipidi: 30%. Circa 600 kcal che corrispondono a 66 grammi di lipidi.

Esempio 2: mantenimento calorico e aumento dei carboidrati.
In questo caso terremo le 1600 kcal giornaliere, con una distribuzione delle macro così come segue:

- 55% carboidrati, con un'assunzione di 220 grammi al giorno.

- 15% proteine, con un'assunzione di 60 grammi al giorno.

- 30% lipidi, con un'assunzione di 53 grammi/dì.

Quale strategia scegliere?

Non c'è una risposta esatta ma dipende dalla persona. Al di là dei calcoli matematici e riflessioni di ordine nutrizionale, sarà importante capire quanto il paziente è in grado di sostenere una dieta ipocalorica.

In più dobbiamo capire se parliamo di un forte stato di sovrappeso oppure no.

Il consiglio è provare e adattare quanto si legge al caso specifico.

In certi casi possiamo decidere di elevare la ricarica dei carboidrati e portarla nei due giorni *high carb* al 60-70%. Dipende dal risultato che vogliamo ottenere

Ciclizzazione carboidrati o Carb Cycling: come funziona?
Ciclizzazione dei carboidrati o carb cycling. Come lo dice la parola stessa, si tratta di alternare giorni con un apporto di carboidrati inferiore a giornate in cui l'apporto di carboidrati è superiore al 50% dell'apporto calorico totale.

Di fatto è un po' riduttivo quanto appena affermato. La questione è più spinosa e complessa.

Una ciclizzazione dei carboidrati svolta in maniera corretta in un soggetto sportivo aiuta a seguire le normali curve super compensative che si verificano dopo un allenamento.

Nelle prime ore dal termine di un *work out* abbiamo che la priorità assoluta è il ripristino del glicogeno muscolare. Parliamo dalle 2 alle 6-8 ore seguenti l'esercizio fisico. Per questa ragione metteremo dei giorni di ricarico del carboidrati proprio nei momenti in cui siamo soliti allenarci.

A queste si andranno ad aggiungere delle giornate con un apporto di carboidrati molto basso, tra i 50 e i 100 grammi totali, come possiamo verificare in discipline quali il *bodybuilding*.

Ciclizzazione dei carboidrati: come funziona?

Se prendessimo come riferimento una dieta normotipo di circa 2000 kcal giornaliere, capiremmo facilmente che l'assunzione dai 50 ai 100 grammi di carboidrati totali porterebbe ad un'assunzione glucidica che corrisponderebbe al 10-20% del fabbisogno totale calorico della giornata.

Dunque per chi ama le discipline estetiche, adottare giornate con un apporto glucidico del genere può portare ad una serie di vantaggi metabolici:

- maggior sensibilità insulinica;
- perdita di peso rapida.

Allo stesso tempo se attuassimo anche una dieta proteica, avremmo una probabilità più alta di mantenere le masse muscolari costruite durante l'anno.
Nel frattempo, i giorni di dieta glucidica, nel caso di un'assunzione di 250 grammi di carboidrati, ci garantirebbero almeno un 50% delle calorie assunte dai glucidi.

Carb Cycling: lo schema settimanale
Di seguito un esempio di schema settimanale da poter seguire:

- LUN, MAR: intorno a 50-100 g di carboidrati totali giornalieri.

- MER: 250-300 g di carboidrati totali giornalieri.

- GIO, VEN: 50-100 g di carboidrati totali giornalieri.

- SAB: 250-300 g di carboidrati totali giornalieri.

- DOM: 50-100 g di carboidrati totali giornalieri.

L'esempio presentato è ovvio che vada adattato al caso specifico.

Alcune considerazioni fondamentali
Meglio scegliere sempre per una ciclizzazione dei carboidrati tra giorni di allenamento e giorni di riposo, ma l'idea è quella di seguire la nutrizione "a tutto tondo". Avere come base solo un singolo macronutriente non ha troppo senso, se non si ha una visione totale della nutrizione.

Per esempio: assumere zuccheri dalla frutta o l'amido da un cereale raffinato rispetto ad uno integrale siamo certi che abbia nel lungo periodo lo stesso effetto dal punto di vista della ricomposizione corporea e dei vari metabolismi (glucidico, proteico e lipidico)?

La risposta è no. Mangiare frutta, bere un succo di frutta o preparare una spremuta fresca sul momento non hanno lo stesso effetto sul nostro organismo nella risposta insulinica, in particolare se siamo soliti cronicizzare le nostre buone o cattive abitudini. Parlare perciò di ciclizzazione di carboidrati non ha granché senso se lo facciamo in modo generico. Questo metodo ha molto più senso se seguiamo il discorso in termini di "quale carboidrato o zucchero sto assumendo e in che forma (se libera o legata)".
Queste differenze nel nostro corpo sono molto importanti. Assumere un cucchiaino di fruttosio puro e assumere del fruttosio contenuto naturalmente nella frutta sappiamo che non sono la stessa cosa e i loro effetti non sono sovrapponibili.

Conclusione

Il carb cycling è un metodo molto diffuso anche per la sua semplicità, ma per tutte le cose semplici porta con sé un bel po' di storpiature.

Tutte le persone che seguono un ciclo ON e OFF e lo fanno senza neppure capire per cosa lo stanno facendo nel modo sbagliato. Prima di iniziare con questo approccio ci dovremmo domandare se è quello che fa al caso nostro e per il nostro obiettivo.

CAPITOLO 5
LE RICETTE

Salmone al forno

Ingredienti per due persone

- 2 filetti di salmone
- 2 dosi di aglio tritati (secondo le proprie preferenze)
- 6 cucchiai di olio
- Condimenti quali sale e pepe nero
- Succo di limone
- Un cucchiaino di prezzemolo

Preparazione.

Iniziare preparando la marinatura mischiando i 6 cucchiai di olio, l'aglio tritato, il succo di limone, il sale, il pepe e il prezzemolo tritato. A questo punto distribuire la marinatura sul salmone e lasciarlo riposare in frigorifero per almeno un'ora, ricordandosi di rigirare il pesce trascorsa la prima mezz'ora in modo che il condimento si distribuisca in modo uniforme. Sulla carta alluminio disporre i filetti marinati,

cospargere un paio di cucchiai di marinatura
sugli stessi e cuocere in forno per circa 40
minuti a 180 gradi.

Insalata di pollo

Ingredienti per una persona

- un gambo di sedano
- 150/200 grammi di pollo
- Una cipolla
- Un uovo sodo
- Aglio tritato (a seconda della
  preferenza)
- Un cucchiaio di senape
- 2 cucchiai di prezzemolo
- 30 grammi di maionese
- Insalata verde 100 grammi
- Condimenti: sale e pepe

Preparazione

Tritare la cipolla, il prezzemolo e il sedano o
utilizzando la mezzaluna o tramite un robot da
cucina. Mescolare all'interno di una insalatiera

il tutto insieme all'uovo sodo, l'aglio sminuzzato, la maionese e la senape. Aggiustare di sale e pepe.

A questo punto prendere i petti di pollo e farli cuocere alla piastra o in alternativa utilizzare del pollo arrosto. Tagliare a strisce il pollo e unirlo al precedente condimento preparato. A questo punto unire la lattuga o rucola e mescolare il tutto.

Pollo alla piastra con spaghetti di zucca al curry

Ingredienti per due persone

- 4 petti di pollo
- Olio e burro
- 300 grammi di panna
- 1 spicchio di aglio
- Curry
- 1 zucca

Per prima cosa iniziamo della preparazione della zucca che è la parte più lunga della ricetta. Portiamo a bollore una zucca e lasciamola cuocere per circa 45 minuti. Successivamente tagliamolo a metà, eliminiamo i semi e raccogliamo la polpa così ottenuta tramite una forchetta. La stessa assomiglierà a dei piccoli spaghetti/noodles di zucca.

Successivamente cospargiamo i petti di pollo con due cucchiai di curry e copriamoli. Scaldiamo l'olio in una padella e aggiungiamo il pollo condito. Copriamo la padella con un coperchio e giriamo il pollo dopo circa 5-10 minuti.

Nel mentre in un'altra padella sempre di media grandezza mettiamo 3 cucchiai di burro, la panna, 1 spicchio di aglio, 1 cucchiaino di curry e 1/2 cucchiaino di pepe. Quando il composto inizia a sobbollire, aggiungiamo gli spaghetti di zucca ricavati prima e ponendo la fiamma a fuoco basso continuiamo la cottura.

Una volta che il pollo sarà cotto togliamolo dalla pentola e lasciamolo riposare per 5 minuti.

Assembliamo a questo punto il piatto con il pollo e gli spaghetti zucca, a piacere aggiungere altro curry

Merluzzo al forno con olive, capperi e pomodorini

Ingredienti per due persone

- 400 grammi di merluzzo già pulito
- 2 cucchiai di olio extravergine di oliva
- 1 cucchiaio di olive nere
- 1 cucchiaio di capperi dissalati
- sale
- 100 g di pomodorini
- 1 ciuffo di prezzemolo fresco

Preparazione

Si consiglia di acquistare il merluzzo già pulito altrimenti eviscerarlo, eliminare le lische e eliminare la testa. Predisponete i merluzzi aperti a metà con il corpo rivolto verso l'altro su una teglia da forno ricoperta di apposita carta e aggiungete i capperi dissalateli (sciacquarli per 2 minuti sotto abbondante acqua fresca), i pomodorini tagliati a metà e le olive nere. Cospargere il tutto con prezzemolo tritato, sale, pepe e olio. Infornate il pesce in forno preriscaldato a 200° per 20 minuti.

Zuppa ricca

Ingredienti per due persone

- 1 cipolla media bianca
- 2 spicchi d'aglio
- Burro
- 150 grammi di crescione o rucola
- 200 grammi di spinaci freschi o surgelati
- 150 grammi di cavolfiore
- 1 litro di brodo vegetale
- 250 ml di latte di cocco

Porre in una pentola la cipolla tagliata a dadini insieme ai 2 spicchi d'aglio (provarli dell'anima) insieme a 30 grammi di burro e far cuocere a fuoco vivace fino a quando la cipolla non risulterà essere dorata.

Nel frattempo sciacquare sotto abbondante acqua fredda 150 grammi di crescione/rucola e mettere da parte gli spinaci.

Nella pentola con la cipolla inserire il cavolfiore tagliato in piccole cimette. Mescolando continuamente per evitare che il composto si bruci fare cuocere a fuoco vivace per 5 minuti.

Aggiungere il crescione/rucola insieme agli spinaci e lasciare cuocere per altri 3 minuti.

Aggiungere il litro di brodo vegetale e portare a ebollizione, continuando la cottura fino a quando il cavolfiore risulterà morbido. A questo punto aggiungere una tazza di latte di cocco. Aggiustare di sale e pere. Riducete quindi il tutto a una crema utilizzando un frullatore ad immersione. Si può consumare sia fredda che calda.

Finocchi gratinati alla curcuma

Ingredienti per due persone

- 400 g di finocchi freschi
- 2 cucchiai di olio extravergine di oliva
- 1 cucchiaio di curcuma in polvere
- 1 cucchiaio di farina di mais
- sale
- foglie di menta

Preparazione

Sciacquate i finocchi sotto acqua corrente, privateli del fondo e dei ciuffi. Adagiate i finocchi tagliati secondo il senso della lunghezza su una teglia ricoperta da carta da forno. In mezzo bicchiere di acqua calda sciogliete il cucchiaio di curcuma in polvere e spargere il composto sui finocchi, dopodiché cospargeteli con la farina di mais, il sale e le foglie di menta. Preriscaldate il forno a 180° e fateli cuocere per 20 minuti. Prima di servirli ultimare la cottura passandoli 5 minuti al grill.

Budino al latte di mandorle con cioccolato e mirtilli

Ingredienti per due persone

- 300 ml di latte di mandorle

- 1 cucchiaino colmo di agar agar

- 60 g di mirtilli

- 15 g di cioccolato fondente 85%

- 1 cucchiaino di zucchero

Preparazione

Versate il latte di mandorle in un pentoline e aggiungervi l'agar agar e lo zucchero. Portate quindi a bollore lentamente a fuoco dolce mescolando continuamente per evitare la formazione di grumi. Fate bollire per tre minuti.

Distribuire il composto in appositi stampani per

budini e lasciare riposare in frigorifero per almeno due ore.

Lasciare a temperatura ambiente per circa 10 minuti prima di consumarli e guarnire a piacimento con mirtilli e gocce/scaglie di cioccolato fondente.

www.ingramcontent.com/pod-product-compliance
Lightning Source LLC
Chambersburg PA
CBHW051218250726
48655CB00006B/2465